AF463515

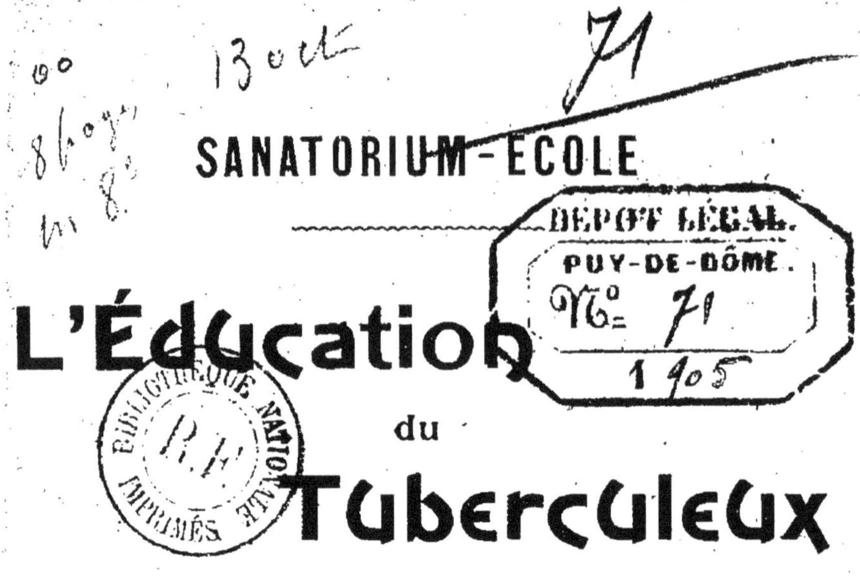

DEPOT LÉGAL. PUY-DE-DÔME. N° 71 1905

BIBLIOTHÈQUE NATIONALE R.F. IMPRIMÉS

SANATORIUM-ÉCOLE

L'Éducation du Tuberculeux

Comment appliquer les pointes de Feu

Communications faites au Congrès de la Tuberculose de Paris
Octobre 1905

PAR M. LE Dr COSTE DE LAGRAVE
Médecin de Sanatorium

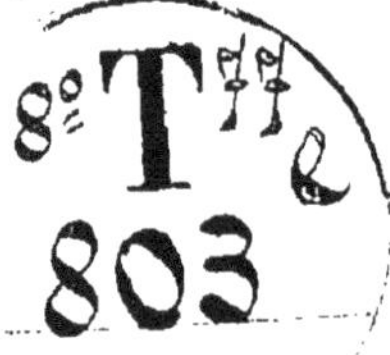

8° T77e 803

PARIS
. MALOINE, ÉDITEUR
E DE L'ÉCOLE-DE-MÉDECINE, 25-27

1905

L'Éducation du Tuberculeux

BIBLIOTHÈQUE NATIONALE R.F.

SANATORIUM-ECOLE

L'Éducation du Tuberculeux

BIBLIOTHÈQUE NATIONALE
R.F.
IMPRIMÉS

Comment appliquer les pointes de Feu

Communications faites au Congrès de la Tuberculose de Paris
Octobre 1905

PAR M. LE Dr COSTE DE LAGRAVE
Médecin de Sanatorium

PARIS
A. MALOINE, ÉDITEUR
25-27, RUE DE L'ÉCOLE-DE-MÉDECINE, 25-27
1905

L'Education du Tuberculeux

L'éducation du tuberculeux doit être le complément nécessaire de son séjour au sanatorium.

Le tuberculeux ne sera réellement guéri et à l'abri de rechutes, que lorsqu'il aura appris à se soigner tout seul, sans l'aide du médecin.

Le tuberculeux doit connaître son hygiène dans tous ses détails.

Il doit savoir se servir des trois ou quatre médicaments nécessaires.

Il doit savoir prendre l'huile de foie de morue et le tannin.

Il doit savoir se servir du thermomètre médical et en comprendre les indications.

Le sanatorium est une excellente institution qui a pour but de soigner et de guérir le tuberculeux.

Mais, pourquoi le sanatorium trouve-t-il, avec juste raison, tant d'adversaires ?

Pourquoi reçoit-il le reproche d'être impuissant contre la tuberculose. Le plus souvent, le tuberculeux quittant le sanatorium, subit une rechute et meurt. C'est le fait banal, observé mille fois par les familles et par leurs médecins.

C'est que le sanatorium ne fait pas l'éducation du tuberculeux.

Le sanatorium est une institution commérciale en même temps que médicale.

Il ne s'occupe plus du tuberculeux qui s'en va. Il ne le connait plus.

Faire l'éducation du tuberculeux serait préjudiciable aux intérêts pécuniaires du sanatorium. Le malade partirait une fois son éducation terminée et ne reviendrait plus.

Le sanatorium enseigne que la tuberculose ne peut guérir en dehors de lui.

Telle n'est pas notre manière de voir.

Le sanatorium doit donner l'enseignement nécessaire pour que le tuberculeux puisse éviter les rechutes une fois sorti. Il doit être une école où le tuberculeux apprendra à vivre. Il doit être l'école où les tuberculeux peu fortunés s'instruiront, puis ils pourront se soigner chez eux avec les ressources moyennes dont ils disposent.

Dans ce but, nous nous sommes proposé le programme suivant :

Guérison de la tuberculose

Dans une première publication, *Guérison de la Tuberculose*, nous avons énoncé, en nous mettant à la portée du malade, toutes les indications que le médecin donne au tuberculeux dans son cabinet.

L'hygiène prend la part la plus importante. Elle comporte quatre parties : l'air, l'alimentation, le travail, le froid.

C'est le plan adopté qui sera conservé dans les publications suivantes.

Après avoir énoncé l'enseignement du médecin dans son cabinet, nous nous sommes proposé d'expliquer au tuberculeux l'enseignement du *Sanatorium-Ecole*.

Cet enseignement comporte toujours les quatre parties importantes de l'hygiène, parties que nous avons intitulées :

1° La cure d'air.
2° La cure d'alimentation.
3° La cure de repos.
4° La cure par le froid.

Chacune de ces parties forme le sujet d'une étude distincte.

La cure de repos est publiée. C'est une brochure de 200 pages qui expose au malade les avantages du repos et la façon de mettre en pratique cette cure de repos.

La cure d'alimentation est à l'impression.

La cure d'air et *la cure par le froid* paraîtront sous peu.

Pour faire l'éducation du tuberculeux, il

faut lui présenter les sujets d'étude de plusieurs façons.

Dans ce but, nous avons traité et publié les sujets suivants :

1° — Premiers préceptes du tuberculeux

Il n'est pas possible de tout dire en une fois au malade. Dans cette petite publication, nous avons énoncé les propositions les plus indispensables et de la façon la plus courte possible.

De la sorte, le tuberculeux aura une vue d'ensemble sur le traitement, et sa mémoire ne sera pas surchargée.

Nous avons toujours tenu compte du plan. La cure d'air, la cure d'alimentation, la cure de repos, la cure par le froid.

2° — La journée du tuberculeux

Dans cette publication, nous avons exposé heure par heure ce que doit être la journée du malade, comment il doit employer cette journée, comment il doit satisfaire au traitement.

C'est une étude analytique qui suit pas à pas le malade dans les 24 heures, sans jamais le quitter. Elle lui explique l'application de la cure d'air, de la cure d'alimentation, de la cure de repos, de la cure par le froid.

3° — Pourquoi les tuberculeux meurent-ils à la ville ? à la campagne ? au sanatorium ?

Les fautes que le tuberculeux commet sont nombreuses. Chaque rechute est occasionnée par une imprudence. Pour lui faire toucher du doigt ces errements, nous avons comparé la vie typique que le tuberculeux doit mener au sanatorium, avec l'existence désordonnée qu'il mène hors du sanatorium, soit à la ville, soit à la campagne, soit même au sanatorium.

Cette différence fait ressortir les fautes commises, les erreurs du malade qui applique le traitement, suivant son impulsion.

Ces erreurs sont différentes suivant que le tuberculeux se soigne à la ville, à la campagne, au sanatorium. Aussi, cette étude comporte-t-elle trois parties.

Ces trois parties suivent toujours le même plan et envisagent chacune : la cure d'air, la cure d'alimentation, la cure de repos, la cure par le froid.

Cette étude met le tuberculeux en garde contre les fautes et imprudences qui, renouvelées indéfiniment, empêchent sa guérison et provoquent sa mort.

4° — Le Sanatorium-Ecole

Cette étude explique au tuberculeux les différents endroits où il peut se soigner. Ce sont les sanatoriums, les stations pour tuberculeux, les hôtels, les pensions ou les villages.

Cette étude explique aussi ce que devrait être le sanatorium.

Le sanatorium doit être une école où le tuberculeux reçoit l'enseignement nécessaire à sa guérison, à son traitement et à l'hygiène indispensable pour ne plus retomber malade.

Si le tuberculeux ne guérit pas, s'il retombe malade après amélioration, c'est qu'il n'apprend pas au sanatorium les notions nécessaires à une guérison consolidée.

5° — Exercices de respiration

Cette étude a pour but d'apprendre au tuberculeux à respirer, et aussi à tousser et à cracher, fonctions qui dépendent de la respiration. Tousser le moins possible, cracher dans un crachoir.

Les exercices de respiration doivent être effectués avec la plus grande prudence, quand la guérison apparente est obtenue. Alors, ils développent la capacité des poumons, les échanges respiratoires et la force vitale de l'individu.

Au contraire, les grands mouvements respiratoires sont défendus quand il existe au poumon une lésion ouverte.

6° — Le thermomètre en tuberculose

Le thermomètre est un guide sûr, le malade doit savoir s'en servir aussi bien que le médecin.

Le malade doit savoir lire le thermomètre, comprendre son enseignement, traduire ses indications en préceptes ou en ordres auxquels il faut obéir.

Cette étude apprend au malade à interpréter les différentes données du thermomètre.

Le thermomètre fixe la durée de la cure de repos. Il commande le repos soit au lit, soit à la chaise longue.

Le détail de ces indications est assez clair pour que le malade puisse les comprendre et en assurer l'application par lui-même.

7° — La cure de repos pour le Tuberculeux

Dans cette étude, l'auteur expose ce qu'est *le repos* et l'importance *du repos* dans la guérison des maladies. *Le lit est un grand médecin.*

Comment faut-il appliquer le repos ? Comment nous devons dormir ? L'hygiène du sommeil est exposée en peu de mots. Le malade peut prendre un repos plus ou moins long, plus ou moins parfait, suivant la gravité de sa maladie.

Les indications de la cure de repos lui sont énoncées, de façon qu'il comprenne et qu'il raisonne toutes les obligations imposées ; de la sorte, il se soumettra volontiers à la cure de repos puisqu'elle lui apporte la guérison.

Tels sont jusqu'à ce jour les sujets traités et publiés. Ils seront complétés par : 1° Une étude sur les médecins de sanatoriums ; 2° Comment prendre l'huile de foie de morue et le tannin ; 3° La question sociale des tuberculeux.

Ces études qui ont paru dans plusieurs revues médicales ont été l'objet d'une nouvelle impression qui les rend pratiques et les met à la portée de tous les malades.

Qu'il nous soit permis d'ajouter : Plusieurs auteurs médicaux ont bien voulu adopter notre plan et nos idées, quelquefois nos propres termes. *La cure d'air, la cure d'alimentation, la cure de repos, la cure par le froid.* C'est la meilleure approbation qu'ils aient pu faire de nos travaux. C'est le meilleur encouragement donné pour continuer nos efforts dans la même voie. Nous les en remercions sincèrement.

RÉSUMÉ

L'Education du tuberculeux

Le docteur Coste de Lagrave, persuadé que le meilleur moyen pour combattre la tuberculose consiste à faire l'éducation du tuberculeux, s'est proposé un programme destiné à assurer l'enseignement nécessaire à ces malades. Chaque étude paraît sous forme de publication pratique.

1° *Guérison de la tuberculeuse.* C'est l'enseignement que le médecin donne au malade dans son cabinet.

2° *La cure de repos.* Exposé des règles a suivre pour assurer la guérison du malade au moyen du repos.

3° *Premiers préceptes aux tuberculeux.*

4° *La journée du tuberculeux.*

5° *Pourquoi les tuberculeux meurent-ils à la ville, à la campagne, au sanatorium ?*

6° *Le sanatorium-école.*

7° *Exercices de respiration.*

8° *Le thermomètre en tuberculose.*

EN PRÉPARATION

9° *La cure d'alimentation* (sous presse).

10° *La cure d'air.*

11° *La cure par le froid.*

12° *La question sociale des tuberculeux.*

Comment appliquer les pointes de feu sans faire mal au malade

La révulsion par le feu est vieille de plusieurs siècles. Le temps a consacré la valeur indiscutable de ce procédé.

Le plus grand inconvénient des pointes de feu, et souvent l'obstacle qui s'élève seul pour les faire repousser, c'est la douleur qu'elles occasionnent.

Les malades aiment mieux mourir qu'être torturés.

Après de nombreux essais, j'ai trouvé le moyen d'appliquer les pointes de feu sans faire mal au malade.

Sur le conseil de plusieurs confrères qui ont mis en pratique le procédé, et qui s'en sont très bien trouvés, j'expose les règles à suivre pour se mettre au courant de la méthode.

Ces règles sont énoncées dans leur ordre d'importance.

PREMIER GROUPE

1re Règle. — La pointe de feu ou thermocautère doit décrire sur la peau une ligne ou une raie appelée *raie de feu.*

2e Règle. — La raie de feu doit être appliquée *rapidement* et *légèrement.*

DEUXIÈME GROUPE

3e Règle. — Le thermocautère doit toucher la peau au point de chute, d'une façon très oblique et non perpendiculaire.

Le point de chute est le point de la peau que le thermocautère vient frapper en premier lieu pour décrire la raie de feu.

4e Règle. — L'espace préchutal doit être assez long. Il doit mesurer de dix à vingt-cinq centimètres.

L'espace préchutal est l'espace parcouru par le thermocautère avant de toucher la peau pour décrire une raie de feu.

Quand l'espace préchutal est trop court, la raie de feu est mal appliquée et occasionne de la douleur.

5e Règle. — Le thermocautère doit être chauffé au rouge sombre. Avec le thermocautère chauffé à blanc, la raie de feu est douloureuse.

TROISIÈME GROUPE

6e *Règle*. — *Longueur*. — La raie de feu doit avoir une longueur de deux à trois centimètres. Elle peut être plus longue et avoir quatre ou cinq centimètres. On peut même appliquer exceptionnellement des raies de feu, longues de dix centimètres. Leur application est plus délicate et plus difficile.

7e *Règle*. — *Espacement*. — Les raies de feu sont espacées de environ trois à quatre millimètres. Elles sont parallèles et ressemblent à des hachures de dessin.

8e *Règle*. — *Direction*. — La surface du thorax forme des bosses et des creux. Il faut trouver le grand axe de chaque cavité et appliquer les raies de feu dans le sens de ce grand axe.

Sur les bosses, les raies de feu peuvent être appliquées dans n'importe quelle direction.

Par rapport à l'axe du corps humain, les raies de feu seront :

Dans le dos, transversales ou longitudinales.

Dans la fosse sus-épineuse, transversales.

Dans la fosse sous-épineuse, transversales et obliques.

BIBLIOTHÈQUE NATIONALE R.F. IMPRIMÉS

Le long des côtes, les raies de feu suivront l'axe des côtes.

Dans la fosse sous-claviculaire, elles seront transversales et obliques.

PREMIERS EXERCICES.

L'élève qui veut s'exercer devra décrire la raie de feu d'abord *rapidement*.

Pour cela, il décrira à vide, en l'air, avec le thermocautère pris à pleine main, un arc de cercle assez rapide, comme s'il donnait un coup de pinceau.

Ce mouvement en coup de pinceau est le mouvement nécessaire pour appliquer la raie du feu.

Puis, pour appliquer en même temps la raie de feu *légèrement*, l'élève approchera son bras de la peau, lentement et graduellement, tout en continuant son mouvement en coup de pinceau, à vide, c'est-à-dire, sans rien toucher.

De cette façon l'élève inexpérimenté donnera plusieurs coups de pinceau sans toucher la peau, mais se rapprochant insensiblement, il arrivera à toucher la peau *légèrement et rapidement*, après cinq ou six essais infructueux.

L'élève doit se préoccuper *du point de chute*. C'est le point qu'il doit constamment regarder, le point qu'il doit fixer et pas d'autres.

L'élève doit s'appliquer à *l'espace préchutal* pour qu'il soit assez long. C'est une petite difficulté à surmonter. Cet espace doit dépasser dix centimètres. Il est une condition du succès chez les débutants.

Nombre de raies de feu

9e Règle. — Il faut appliquer environ deux cents raies de feu en une séance.

Il est bon de compter les raies de feu ; pour plus de facilité, on compte *un* pour deux raies de feu.

La raie de feu bien appliquée occasionne une cautérisation très légère et superficielle, son action n'est pas aussi grande, aussi énergique, aussi puissante que la pointe de feu. Mais, trois ou quatre raies de feu non douloureuses équivalent à une raie de feu douloureuse.

Pour que la révulsion par le feu soit efficace, il faut qu'elle soit suffisante, et deux cents raies de feu sont une dose estimable.

On peut appliquer les raies de feu en plus grand nombre ; quatre cents raies de feu forment une très bonne dose.

Dans certains cas exceptionnels et chez

certains individus corpulents, on peut aller jusqu'à mille raies de feu en une séance.

Nombre des séances

10e Règle. — Les raies de feu doivent être appliquées deux fois par semaine.

La révulsion par le feu agit dans les quarante-huit heures qui suivent. Après deux jours, l'effet est terminé. On peut donc renouveler les raies de feu tous les deux jours, dans les cas pressés.

Une bonne moyenne est d'appliquer les raies de feu deux fois par semaine. C'est le procédé de choix et celui que nous recommandons. C'est celui qu'il faut employer chez les malades en activité de lésions.

Chez certains malades qui vont très bien et qui présentent toutes les apparences de la santé, quoique ayant toujours des lésions actives, on peut appliquer les raies de feu une fois par semaine seulement.

Ce sont les malades qui m'ont appris l'importance et les bienfaits des raies de feu, leur nombre utile et la fréquence des séances. Ils venaient chercher ce qui leur faisait du bien et ils m'ont bien souvent forcé la main.

L'auscultation m'a fait constater l'amélioration considérable et rapide obtenue par les raies de feu.

Efficacité des raies de feu

Les raies de feu ont une action puissante.

Les raies de feu peuvent, à elles seules, guérir la tuberculose.

La révulsion par le feu, bien maniée est le meilleur procédé pour lutter contre la tuberculose.

Cette révulsion agit de deux façons :

1° La révulsion par le feu est un stimulant général.

2° La révulsion par le feu favorise la formation de cellules phagocytes.

La révulsion par le feu est un stimulant général par la petite douleur qu'elle provoque. Cette douleur, quoique très supportable, agit sur les centres nerveux pour les exciter, les stimuler, les réveiller et favoriser ainsi les réactions nécessaires à la lutte. C'est un coups de fouet qui multiplie les forces de l'organisme et lui fait produire un travail plus grand.

La révulsion par le feu provoque la formation de cellules phagocytes. C'est la petite brûlure superficielle qui met en activité les réactions vitales des tissus et des cellules, et cela sans occasionner d'inoculation préjudiciable. Or, tout le monde connait le rôle important des phagocytes dans la lutte contre le bacille.

La révulsion par le feu possède encore un avantage immense, celui de ne pas nuire au malade. Et cet avantage est à considérer, car les procédés, dont on peut en dire autant, sont très rares.

La révulsion par le feu n'a qu'un inconvénient, la douleur. Or, en supprimant la douleur par la dextérité de la main, il ne reste que de très grands avantages.

On peut favoriser l'application non douloureuse des raies de feu, soit en frictionnant légèrement la peau avec la main, soit en mouillant la peau et en la laissant légèrement mouillée. La peau se refroidit et devient moins sensible.

Il est bon de donner des encouragements au malade pour relever son courage et diminuer la crainte de la douleur.

Cicatrices

Enfin, les raies de feu ne laissent aucune cicatrice. Le fait est à considérer chez les femmes et les jeunes filles qui désirent, avec juste raison, ne pas conserver de cicatrices sur les épaules.

Bien plus, fait remarquable, les raies de feu, appliquées sur les anciennes cicatrices des pointes de feu, font disparaître ces cicatrices. Pour cela, il faut un certain nombre de séances.

Durée du traitement

Les raies de feu arrêtent toutes les manifestations de la tuberculose.

Les raies de feu guérissent rapidement ces manifestations prises au début : congestion pulmonaire, bronchite tuberculeuse, arthrite tuberculeuse, adénite tuberculeuse, épididymite tuberculeuse.

Dans les affections anciennes, l'effet est plus long. Si la révulsion par le feu ne peut faire disparaître rapidement une tumeur blanche ou une adénite datant de loin, elle les améliore lentement jusqu'à permettre leur guérison complète.

Dans le troisième degré pulmonaire, les raies de feu circonscrivent les cavernes et favorisent la formation de tissu cicatriciel.

Il ne faut jamais se désespérer. Il faut continuer l'application des raies de feu pendant deux ou trois années avec des intervalles de repos.

Je suis un fervent de la révulsion par les raies de feu. J'estime que cette méthode est appelée à se généraliser et qu'elle donnera dans d'autres affections comme dans les cas de tuberculose des résultats inespérés. Notamment, dans les maladies des nerfs, les affections des centres nerveux, de la moelle et de ses enveloppes, ainsi que j'ai pu le constater dans plusieurs cas.

RÉSUMÉ

—

Comment appliquer les raies de feu sans faire mal ?

1° Le thermocautère doit décrire sur la peau une raie appelée *raie de feu.*

2° La raie de feu doit être appliquée légèrement et rapidement.

3° Le thermocautère doit toucher la peau au point de chute d'une façon très oblique et non perpendiculaire.

4° L'espace préchutal doit mesurer de dix à vingt centimètres.

5° Le thermocautère doit être chauffé au rouge sombre et non chauffé à blanc.

6° Les raies de feu ont une longueur de deux à trois centimètres. Elles sont espacées de trois à quatre millimètres, elles sont parallèles, en forme de hachures de dessin.

7° Il faut appliquer deux cents raies de de feu par séance.

8° Les raies de feu doivent être appliquées deux fois par semaine.

9° Les raies de feu guérissent la tuberculose et toutes ses manifestations. Elles agissent comme stimulant général, et elles provoquent la formation de cellules phagocytes.

10° On doit appliquer les raies de feu pendant deux ou trois années, avec des intervalles de repos.

11° Les raies de feu ne laissent pas de cicatrices.

12° La révulsion par les raies de feu est appelée à se généraliser et à être utilisée dans d'autres affections comme dans la tuberculose, notamment dans les maladies des nerfs et des centres nerveux.

BIBLIOTHÈQUE NATIONALE R.F. IMPRIMÉS

Clermont, Imp. Moderne, A. Dumont, direct^r

OUVRAGES DU Dr COSTE DE LAGRAVE

Le docteur Coste de Lagrave, persuadé que l'éducation du tuberculeux est le meilleur procédé pour combattre l'épidémie tuberculeuse, a fait paraître, dans ce but, une série de publications dont le titre seul indique le sujet traité.

Les médecins, eux aussi, retireront le plus grand bénéfice de cette lecture.

Guérison de la Tuberculose, 1901. Prix . . . . 6 fr.
La journée du Tuberculeux, 1903. Prix . . . 1 fr.
Le Thermomètre en Tuberculose, 1903. Prix . 1 fr.
Exercices de respiration, 1903. Prix . . . . 1 fr.
Sanatorium-Ecole. Premiers préceptes aux Tuberculeux, 1904. Prix . . . . 1 fr.
Le Sanatorium-Ecole, 1904. Prix . . . . . 1 fr.
Pourquoi les tuberculeux meurent-ils ? A la ville, à la campagne, au Sanatorium ? 1904. Prix . . . . 1 fr.
Sanatorium-Ecole. La cure de repos pour le Tuberculeux, 1905. Prix . . . . 2 fr.

POUR PARAITRE PROCHAINEMENT :

La cure d'alimentation pour le Tuberculeux.
La cure d'air pour le Tuberculeux.
La cure par le froid pour le Tuberculeux.
Les médecins de Sanatorium.
Comment prendre l'huile de foie de morue et le tannin.

CHEZ A. MALOINE, ÉDITEUR
25-27, RUE DE L'ÉCOLE-DE-MÉDECINE, 25-27
PARIS

www.ingramcontent.com/pod-product-compliance
Ingram Content Group UK Ltd.
Pitfield, Milton Keynes, MK11 3LW, UK
UKHW012307240726
13966UKWH00004B/1690

9 782012 871441